ÉTUDE

SUR

LE BOLDO

Paris.— mp. de PILLET fils aîné, rue des Grands-Augustins,

ÉTUDE

SUR

LE BOLDO

PAR

CLAUDE VERNE

PHARMACIEN DE 1re CLASSE

Ex-interne médaillé des Hôpitaux de Paris

Membre de la Société d'émulation pour les sciences pharmaceutiques.

PARIS

LIBRAIRIE J. B. BAILLIÈRE ET FILS

Rue Hautefeuille, 19, près le boulevard Saint-Germain.

LONDRES
BAILLIÈRE, TINDALL and Co

MADRID
CARLOS BAILLY-BAILLIÈRE

1874

ÉTUDE SUR LE BOLDO

CHAPITRE PREMIER.

On trouve, dans les flores péruviennes et chiliennes, la description de deux plantes qui portent les noms de *Boldu* et de *Boldo*. Le *Boldu* appartient aux Lauracées, et a été étudié pour la première fois, en 1709, par Feuillée (1). Le *Boldo*, le seul qui nous occupera dans ce travail, est une Monimiacée décrite par Molina (2), en 1782, sous le nom de *Peumus Boldus*. Nous conserverons, d'après M. H. Baillon (3), cette dénomination, comme étant la plus ancienne, et nous indiquerons ses synonymies en citant les auteurs à qui elles appartiennent.

En 1794, Ruiz et Pavon (4) donnent une description très-exacte de la même plante, qu'ils désignent sous le nom de *Ruizia fragrans*. Leur étude, très-approfondie, se complète par plusieurs dessins qui montrent la fleur et le fruit, suivant des coupes propres à faire distinguer nettement les

(1) *Obs.*, 11 (ex part.), t. 6.
(2) *Chili* (1782), 185, 350.
(3) *Hist. des plant.*, 1, 298, *fig.* 324.
(4) *Fl. per. et chil. Prodr.*, 135.

différents organes. PERSOON (1), en 1807, l'appelle *Peumus fragrans*, et A. L. DE JUSSIEU (2), en 1809, s'empare de tous ces travaux pour classer l'arbre sous le nom de *Boldea fragrans*, dans la famille des Monimiacées. Des auteurs plus récents, ENDLICHER (3), LINDLEY (4), et CLAUDE GAY (5), substituent au *Boldea* de JUSSIEU le nom de *Boldoa*. Après eux, M. TULASNE (6) conserve le nom de *Boldea*, et le *Prodromus* (7) de M. DE CANDOLLE, qui est à peu près la reproduction de ce qu'a fait M. TULASNE, reprend pour le genre le nom de *Peumus*. Enfin, en 1869, dans son *Histoire des Plantes*, M. H. BAILLON présente l'étude complète du *Boldo*, auquel il rend la dénomination de *Peumus Boldus*. Nous citons textuellement l'auteur pour la partie botanique.

DESCRIPTION BOTANIQUE DU *Peumus Boldus*.

« *Peumus* MOLIN., *loc. cit.* — A. DC., *loc. cit.* — H. BN, *in Adansonia*, IX, 123, 126. — *Ruizia* PAV., *loc. cit.* — ENDL., *loc. cit.* — JUSS., *loc. cit.* — TUL., *loc. cit.* — FEUILL., *loc. cit.* — LINDL., *loc. cit.* — C. GAY, *loc. cit.* »

Caractères généraux. — « Les *Peumus* ont les fleurs dioïques. Leur réceptacle a la forme d'un sac (9), dont les

(1) *Ench.*, 629.
(2) *Ann. Mus.*, XIV, 127.
(3) *Gen.*, n. 2019 ; *Icon.*, t. 21.
(4) *Veg. Kingd.*, 298, t. 205.
(5) *Fl. chil.*, V, 351.
(6) *Mon.*, 410, t. XXXI, III.
(7) *A. DC.*, *Prodr.*, XVI, *s. post.*, 673.
(8) « Ce sac est en entonnoir ou en cône renversé ; il est chargé en dedans, surtout vers les parois latérales, de poils raides et dressés qui persistent autour du gynécée, après la chute de la portion supérieure de la fleur, et qui deviennent rares et mous sur le périanthe. »

bords portent les pièces du périanthe. Celles-ci sont insérées dans l'ordre spiral, imbriquées dans la préfloraison, et elles se modifient graduellement de dehors en dedans, de telle façon que les plus extérieures sont plus épaisses, plus courtes, et chargées en dehors du même duvet que le sac réceptaculaire, tandis que les plus intérieures deviennent de plus en plus glabres, plus larges et plus membraneuses, et finissent par présenter tout à fait la consistance et la coloration d'une corolle. Dans la fleur mâle, de nombreuses étamines s'échelonnent depuis la gorge du sac réceptaculaire jusqu'à son point le plus déclive, c'est-à-dire son sommet organique, d'autant plus courtes qu'elles se rapprochent davantage de ce sommet, formées d'un filet incurvé, muni vers sa base de deux glandes latérales irrégulières, et surmonté d'un anthère à deux loges, déhiscentes chacune par une fente longitudinale, presque marginale, mais un peu plus rapprochée de la face interne que de l'externe. Il n'y a pas de rudiment de l'organe femelle. Dans la fleur femelle, au contraire, en dedans du périanthe, qui est semblable à celui des fleurs mâles, le sac réceptaculaire supporte des languettes étroites et aiguës en nombre variable, qui représentent des étamines stériles. Plus profondément, au voisinage de son sommet organique, ce réceptacle donne encore insertion à un petit nombre (1) de carpelles libres, composés chacun d'un ovaire uniloculaire, surmonté d'un style en forme de bandelette papilleuse, articulé à sa base. Dans l'angle interne de l'ovaire se trouve un placenta qui supporte un seul ovule, descendant, anatrope, avec le micropyle dirigé en haut et en dedans. A peine la fleur s'est-elle épanouie, que la portion supérieure du réceptacle se détache

(1) « Ordinairement de trois à cinq. »

circulairement, avec les pièces du périanthe et de l'androcée stérile, qu'elle entraîne dans sa chute. Le fond du réceptacle seul persiste, sous forme d'une écuelle, bordée par une cicatrice annulaire et encadrant la base du fruit multiple. Celui-ci est constitué par quelques drupes (1), supportées par un pied très-court et renfermant, sous une chair peu épaisse, un noyau très-dur et monosperme (2). La graine contient, sous ses téguments membraneux, un albumen abondant, charnu, oléagineux, dont le sommet est occupé par un embryon à radicule supère et à cotylédons très-écartés, entre lesquels l'albumen pénètre à la façon d'un coin. »

On ne connaît qu'une seule espèce du genre *Peumus*, c'est l'arbre que l'on a désigné sous le nom de *Peumus Boldus ;* d'où il résulte que les caractères du genre se rapportent exactement à ceux de l'espèce sur laquelle nous aurons peu de particularités à donner.

« *Boldus* Molin., *loc. cit.* — *P. fragrans* Pers., *loc. cit.* — Spreng., *Syst. vég.*, II, 544, n. 1870. — *Ruizia fragrans* R.

(1) « Il n'y en a assez souvent qu'une seule, à la maturité. »

(2) « Le mésocarpe est très-aromatique. Le noyau est inégalement bosselé à sa surface. La graine a un double tégument mince. L'embryon n'est pas, comme le pensait Lindley, tout à fait extérieur à l'albumen ; mais ce dernier, comme le représente très-exactement Tulasne, entoure complètement l'embryon et le recouvre d'une couche très-mince, il est vrai, dans sa portion supérieure. Les cotylédons divergents recouvrent bien une portion de l'albumen en forme de toit, sur laquelle ils sont directement appliqués par toute leur surface supérieure; mais ce n'est pas là le véritable sommet organique de l'albumen qui se trouve un peu au-dessus du sommet de la radicule. Ainsi que dans plusieurs autres Monimiacées, une bande des téguments séminaux, répondant au raphé, est crustacée au lieu d'être membraneuse, comme le reste des enveloppes dont elle se sépare facilement. »

et P., *Prodr.*, *loc. cit.*; *Syst. fl. per. et chil.*, I, 267. — *Boldoa fragrans* C. Gay, *op. cit.*, 363. — Lindl., *Veg. Kingd.*, 298, fig. CCV, CCVI. — *Boldea fragrans* Tul., *op. cit.*, 412. — *Boldu, arbor olivifera* Feuill., *loc. cit.* (excl., t. VI, *ex* A. DC.). »

Caractères spécifiques. — « Le *Boldo* est un petit arbre aromatique, à feuilles opposées, dépourvues de stipules. Ses fleurs sont disposées en grappes de cymes, axillaires et terminales, à ramifications et à pédicelles opposés. Il porte les noms vulgaires de *Boldu* et de *Boldo.* »

CHAPITRE II.

Histologie.

La substance active, c'est-à-dire l'essence dont nous faisons l'étude, ne se trouve pas dans des méats intercellulaires, comme on l'avait déjà observé dans tant d'autres familles, mais bien dans la cavité de certaines cellules.

Répartition des cellules a huile essentielle du *Peumus Boldus*. — Ces organes se rencontrent dans le pétiole et le limbe de la feuille, dans le bourgeon, dans l'enveloppe herbacée de la tige et dans la moelle, en un mot, dans presque tout le végétal : rien d'étonnant à cela, lorsque l'on considère la quantité d'essence qu'il fournit à la distillation. Notre étude, faite sur un pied cultivé en pleine terre, dans la serre du Jardin botanique de l'École de Médecine de Paris, embrassera donc le végétal tout entier.

Structure anatomique de la feuille. — Son limbe, dans une coupe transversale, se compose de deux épidermes entre lesquels s'étend le parenchyme. L'épiderme supérieur a une, deux et quelquefois trois rangées de cellules, surtout au voisinage de l'insertion des poils que nous allons décrire, et ce nombre peut varier dans une même coupe. Au milieu d'elles, dans la deuxième rangée, la troisième servant alors d'assise, prennent naissance des poils simples, rarement bifides, en forme d'ongles d'oiseaux, coniques, arqués et couchés parallèlement à la surface des feuilles; si la troisième manque, l'assise est sur le parenchyme. L'épiderme inférieur, criblé de stomates, n'a qu'un seul rang de cellules, et ses poils étoilés, de même forme que les précédents, s'enfoncent parfois au delà du tissu épidermique dans l'intérieur du parenchyme, qui se divise en deux zones : 1° la zone des cellules ovales-oblongues, gorgées de chlorophylle, dont le grand axe est perpendiculaire à la surface de l'épiderme supérieur; 2° la zone des cellules polyédriques, moins vertes que celles de la première, contenant à l'intérieur des grains de chlorophylle clairsemés. L'une et l'autre sont sillonnées par le tissu fibro-vasculaire provenant des nervures du limbe, et, dans la seconde, on rencontre souvent d'assez grandes lacunes. Les vésicules à essence prennent surtout place dans cette dernière zône; cependant on les trouve, rarement il est vrai, dans la première.

Vésicules a huile essentielle de la feuille. — Ces vésicules (1) affectent des formes différentes de celles des cellules avoisinantes, et cette forme reste la même dans quelque milieu qu'elles se trouvent. Elles sont parfaitement sphériques, d'un diamètre plus grand que les autres. Aucune trace de chlorophylle à l'intérieur; quelquefois, cependant, de petites granulations vertes, et le reste de la cavité est rempli d'un liquide réfringent, retenu par les parois épaisses de la membrane enveloppante. Celle-ci est unie à la surface et d'une épaisseur qu'il est facile de constater, lorsque sa paroi a été déchirée par la lame du rasoir. En pareil cas, non-seulement on observe sa texture serrée, unie, transparente, mais encore on voit le liquide s'écouler au dehors et former hernie autour de l'enveloppe. Ce liquide est blanc, transparent,

(1) Nous employons indifféremment les mots cellules et vésicules pour désigner l'organe à essence.

dans la feuille verte; dans la feuille sèche, il présente une légère coloration verte tirant sur le jaune, et ne remplit pas toute la cavité; il se divise en gouttelettes emprisonnées au fond de l'organe. Ces vésicules, bien qu'elles ne soient pas toujours de même dimension, varient peu et sont toujours plus grandes que les cellules ordinaires, dont elles diffèrent totalement, et par la forme, et par la texture de l'enveloppe, et par les matières qu'elles renferment. En un mot, rien de plus facile que de les différéncier des voisines; tandis que celles-la sont plus ou moins gorgées de chlorophylle et comprimées sur leurs bords, celles-ci restent sphériques et toujours transparentes.

Structure anatomique de la tige. — Une section transversale faite sur une jeune pousse de l'année se compose, de l'extérieur à l'intérieur, d'un épiderme à plusieurs rangées de cellules, parmi lesquelles des poils étoilés prennent insertion. Ce que nous avons dit pour les poils de l'épiderme supérieur de la feuille s'applique également à ceux-ci; nous n'entrerons donc dans aucun détail. La portion du parenchyme cortical, qui constitue l'enveloppe herbacée, vient ensuite; et, au milieu de ses cellules ovoïdes, plus ou moins chargées de chlorophylle, apparaissent les vésicules à essence qui, si elles diffèrent peu des voisines par la forme, s'en distinguent bien par la teinte. Nous reviendrons sur ce sujet; passons à la troisième partie de l'écorce, constituée par les fibres du liber, réunies en faisceau et à peine apparentes. Un tissu utriculaire les entoure, et ce même tissu forme la partie interne de l'écorce.

De nombreux rayons médullaires, équidistants, qui partent de la moelle, sillonnent les couches du bois, simples et peu épaisses, et leurs intervalles sont garnis par des faisceaux ligneux au centre desquels on rencontre parfois des cellules de forme aréolée, présentant une ouverture au milieu et des parois très-épaisses qui laissent voir, par transparence, des matières d'un aspect cristallin. L'étui médullaire, par son tissu utriculaire vide, entoure la moelle située dans l'axe de la tige. Celle-ci a des cellules polyédriques au sein desquelles en apparaissent d'autres de forme à peu près ovale-allongée; leur tissu est le même que celui des cellules avoisinantes; mais, quant au contenu, il diffère complétement. Lorsque les premières contiennent des cristallisations appelées raphides, ou des granulations vertes, et souvent de l'air seulement, au fond de celles-là s'étalent des gouttelettes dont le nombre peut aller jusqu'à trois ; nous nous trouvons ici en présence de l'organe à essence de la moelle.

Vésicules a essence de la moelle et de l'enveloppe herbacée. — Pour compléter ce travail et étudier sous toutes ses faces le sujet qui nous occupe, nous avons, sous la direction de MM. Faguet et Dutailly, et avec l'aide de leurs conseils, fait des coupes longitudinales de la tige et tangentielles de l'écorce. Au point de vue de la structure anatomique, rien de bien particulier par rapport à la coupe transversale, si ce n'est la découverte des trachées dans l'étui médullaire et la ponctuation des fibres ligneuses déjà décrites par M. H. Baillon (1), dans son *Histoire des Plantes ;* les vésicules, au contraire, offrent de grandes particularités.

Dans l'enveloppe herbacée, à la première coupe, elles se distinguaient à peine; ici, au contraire, elles apparaissent dans toute leur netteté, avec des proportions plus grandes que les cellules du tissu environnant. Leur forme, en ovale allongé, régulier, nous montre que leur grand axe est parallèle à l'axe de la tige, et, grâce à leur surface plus grande, la lame tran-

(1) *Hist. des pl., loc. cit.*, 329, 330.

chante ayant déchiré leur paroi, nous avons vu la texture serrée de leur membrane unie, transparente et très-épaisse. Et, tandis que les autres cellules sont aplaties à leurs points de contact, celles-ci conservent leur forme à l'aide de la pression que le liquide de l'intérieur exerce sur leurs parois. Ce liquide, sauf une légère coloration jaunâtre, possède les mêmes propriétés physiques que celui du même organe situé dans la feuille. Quant à la disposition des vésicules, elle est circulaire dans la coupe transversale, et spiralée dans la coupe tangentielle ; elles ont leur siége au centre de l'enveloppe herbacée ; le plus souvent, cependant, elles se rapprochent de la périphérie.

Les vésicules de la moelle se font surtout remarquer par la direction de leur grand axe, qui est perpendiculaire à celui de la tige. Là, du reste, ne sont pas leurs seules particularités. Au lieu de se présenter en longs rectangles à peu près réguliers comme les autres cellules, elles apparaissent en rectangles courts, arrondis dans les angles et dirigés inversement des premières. Nous n'avons rien remarqué dans leur enveloppe, qui puisse les distinguer du tissu environnant. Leur cavité intérieure contient des gouttelettes assez colorées, formées par un liquide réfringent, qui ne diffère de celui des vésicules de la feuille et de l'enveloppe herbacée que par une teinte variant du vert au jaune; presque toujours des granulations vertes l'accompagnent, et jamais le tout ne remplit la cavité (1).

Dans le bourgeon, les cellules à essence sont petites, mais elles présentent toujours des parois assez épaisses, laissant voir par transparence un liquide réfringent contenu dans leur cavité intérieure. Celles du pétiole se rapprochent beau-

(1) Voir, pour plus de détails, l'explication des figures de la planche à la page 51-52.

coup, comme forme, des vésicules de l'enveloppe herbacée.

Tel est le résultat d'une longue série d'observations assez concluantes, mais pas assez, cependant, pour affirmer un fait d'une telle importance. Il fallait en venir aux réactifs de l'essence, et le choix devenait facile par suite des essais chimiques (1) antérieurs faits par nous comparativement sur l'essence obtenue par distillation et sur celle provenant du traitement éthéré. Nous étions aussi fixé sur ce point, c'est qu'elle existe à l'état libre dans la plante; nous connaissions l'action de la potasse et de l'acide sulfurique sur elle; par le fait, nous savions quelle direction donner à nos recherches.

Réactifs. — Potasse. — Une goutte de liqueur titrée de potasse caustique, versée sur une coupe de la feuille et examinée au microscope, n'a agi que sur la chlorophylle dont elle a foncé la teinte verte. Il ne s'est produit aucune coloration rouge, comme il arrive lorsqu'on met l'essence directement en contact avec le réactif. Ce seul fait nous prouve donc que l'huile essentielle n'est pas diffuse, mais bien renfermée dans un organe spécial à parois très-épaisses, à travers lesquelles le liquide n'a pu pénétrer.

Acide sulfurique monohydraté. — Une coupe de la même feuille, touchée légèrement avec l'acide et soumise à un examen au microscope, donne immédiatement par place la coloration rouge hyacinthe, déjà obtenue par le contact direct de celui-ci avec l'essence; mais le but n'est pas atteint. Le tissu, désorganisé par l'action du réactif, n'est nullement reconnaissable; on voit tout simplement une goutte colorée, d'abord du diamètre de la vésicule, puis s'élargissant comme la goutte d'huile qui tombe sur le papier. Pour réussir, il faut avoir recours à des solutions titrées du même acide, et

(1) Ed. Bourgoin et Cl. Verne, *Journ. Pharm. et Chim.*, XVI, *sept.* 1872.

agir par tâtonnement jusqu'à ce que la liqueur, pénétrant par endosmose, laisse le tissu assez longtemps intact pour qu'on voie ce qui se passe à l'intérieur.

Nous avons employé des solutions titrées depuis un jusqu'à dix. Voici de quelle manière nous avons opéré.

Une coupe, soigneusement faite et placée sous le champ du microscope, est observée jusqu'à la découverte d'une ou de plusieurs vésicules se présentant dans de bonnes conditions pour être soumises au réactif. Immédiatement après, on donne à l'instrument un angle d'inclinaison suffisant pour qu'une goutte de la liqueur placée au sommet de la plaque de verre puisse descendre et pénétrer lentement dans le tissu sans le désorganiser. L'observation alors devient facile : on voit le liquide de l'intérieur des vésicules passer par la nuance du jaune clair et arriver au rouge violacé. C'est en saisissant une de ces nuances que nous avons, dans la planche qui complète notre texte, donné à l'essence une coloration, pour distinguer plus facilement sa cellule du tissu environnant.

Les précautions à prendre avant d'arriver à un résultat satisfaisant sont nombreuses, car les conséquences d'une bonne observation sont dues, soit à la coupe, qui ne doit être ni trop mince ni trop épaisse, soit a l'emploi du réactif, dont la goutte trop grosse, mue par l'inclinaison de l'instrument, déplace celle-ci et empêche de voir toutes les nuances par lesquelles passe le liquide vésiculaire en contact avec la solution acide.

D'après ce qui précède, nous pouvons donc tirer les conclusions suivantes :

1° L'essence de *Boldo* existe à l'état libre dans l'arbre.

2° Elle est renfermée dans des cellules.

3° Ces cellules à essence sont réparties dans le limbe de

la feuille, dans son pétiole, dans l'enveloppe herbacée de l'écorce, dans la moelle, dans le bourgeon.

Les feuilles de deux plantes de la même famille, le *Calycanthus occidentalis*, originaire d'Amérique, série des Calycanthées, et l'*Hedycarya dentata*, série des Hortoniées, soumises à un examen microscopique, nous ont démontré que ces vésicules à essence existaient dans d'autres végétaux : celles du *Calycanthus* sont sphériques et petites ; dans l'*Hedycarya*, au contraire, elles sont de même forme, mais grandes, et contiennent un liquide légèrement coloré en jaune.

En étudiant comparativement la famille des Lauracées, dont l'affinité avec les Monimiacées a été signalée autrefois par A.-L. de Jussieu (1) et reconnue de nos jours par M. H. Baillon (2), nous avons observé, sur la feuille du *Cinnamomum Camphora*, dans le parenchyme compris entre l'épiderme supérieur et l'épiderme inférieur, des vésicules à essence accompagnées de particularités très-remarquables.

Leur siége est aussi bien au centre de la zone des cellules en palissades que dans celui des cellules polyédriques ; chose rare, elles existent même dans le tissu fibro-vasculaire. Leur forme diffère suivant le milieu dans lequel elles se trouvent. Elles sont ovales dans la première zone et sphériques dans la seconde ; dans l'une et l'autre, elles apparaissent toujours grosses. A l'intérieur, leur cavité est également remplie par un liquide réfringent, visible à travers l'épaisse membrane de l'enveloppe, sur laquelle il exerce une certaine pression. Mais là ne se bornent point les particularités dignes de remarque, et notre dessin en fait preuve. Les cellules qui entourent les vésicules, outre qu'elles sont aplaties en leurs points de con-

(1) *Ann. Mus., loc. cit.*
(2) *Hist. des pl., loc. cit.*

tact, se groupent presque toujours autour d'elles en forme de couronne dans les deux zones, et, dans la première, leur grand axe, au lieu d'être perpendiculaire à la surface de l'épiderme supérieur, est perpendiculaire au centre des vésicules vers lesquelles celles-ci rayonnent (1).

Le limbe de la feuille du *Cinnamomum zeylanicum* (*Cannelier vrai*), dans le parenchyme qui s'étend entre l'épiderme supérieur à surface unie et l'épiderme inférieur à surface raboteuse, parsemée de poils simples, tous dirigés vers son sommet, renferme des réservoirs à essence, analogues à ceux du *Boldo*, mais plus grands. De gros faisceaux fibro-vasculaires, provenant des nervures de la feuille, sillonnent son tissu parenchymateux, où l'on rencontre souvent d'énormes lacunes, qu'il faut attribuer sans doute à l'entraînement des vésicules par la lame du rasoir.

Le même organe existe aussi dans la feuille du *Laurus nobilis*, mais en moins grande quantité que dans celles déjà étudiées, et avec des dimensions moindres.

Nos recherches de ce genre se terminent par le *Boldu chilanum* de Feuillée, dont nous devons un échantillon à M. Neumann. Ces vésicules, comme dans le *Boldo* des Monimiacées, se répartissent dans le limbe de la feuille, dans l'enveloppe herbacée de l'écorce et dans la moelle. Celles du limbe de la feuille sont plus espacées, mais plus grandes que dans le *Boldo* et se tiennent surtout dans la première zone des cellules du parenchyme. Dans l'enveloppe herbacée, rien de particulier; au fond de celles de la moelle, un liquide, divisé en gouttelettes, se fait remarquer par une belle coloration jaune clair; presque toutes les cellules avoisinantes contiennent des grains d'amidon.

(1) Voir, pour plus de détails, l'explication de la figure à la page 52.

Les mêmes cellules à essence existant dans les Monimiacées et les Lauracées, ces faits s'ajoutent à d'autres faits cités par les auteurs pour établir le rapprochement des deux familles.

En nous reportant aux ouvrages de M. H. BAILLON, nous lisons dans son *Adansonia* (1) :

« Quand une Lauracée à feuilles opposées, aromatiques, à réceptacle en forme de poche, enveloppant totalement le fruit, à étamines valvicides, est observée à l'époque de la maturité de sa graine, elle ne présente avec une Monimiacée dont un seul carpelle serait fertile, qu'une seule différence dans la structure même de cette graine : l'absence d'un albumen; et encore ce caractère n'est-il pas absolu, si l'on comprend dans la famille des Lauracées, à l'exemple de plusieurs auteurs, les groupes des Adénostémées. »

Ailleurs, lorsqu'il traite de l'affinité des Lauracées, il s'exprime ainsi (2) :

« Pour nous, les Lauracées ayant un gynécée constamment réduit à un seul carpelle, sont aux Monimiacées ce que les Prunées et les Alchimilles sont aux autres Rosacées. Aussi les Lauracées ont-elles, plus ou moins fréquemment, les feuilles opposées, sans stipules, les organes aromatiques, le réceptacle floral concave, et les anthères à panneaux des Monimiacées. »

(1) *In Adans.*, IX, 120.
(2) *Hist. des pl.*, II, 459.

CHAPITRE III.

Matière médicale.

Cet arbre, que l'on rencontrait autrefois seulement dans les montagnes (1), pousse aujourd'hui sur les coteaux cultivés (2), et les embellit de son feuillage vert et de sa fleur à teinte jaune sur fond blanc. On ne le rencontre jamais en forêt; il vit isolé, et la bonne terre provoque chez lui un développement rapide. Il appartient au Nouveau-Monde, à une aire géographique très-restreinte de l'Amérique méridionale, c'est-à-dire qu'on ne l'a observé jusqu'ici qu'au Chili (3); il est bon d'ajouter qu'aucune plante de la même famille n'a encore été découverte en Europe; tous les pieds que nous avons vus à Paris, soit au Jardin botanique de l'École de Médecine, soit au Muséum d'Histoire naturelle, poussent en serre tempérée.

Sa hauteur moyenne est de cinq à six mètres; il est toujours vert, et ses branches cylindriques portent des rameaux cylindriques aussi, opposés, naissant à l'aisselle des feuilles. Leur écorce mince, adhérente au bois et ridée longitudinalement, est d'un brun clair et très-aromatique; le bois, au

(1) *In Herb. Mus. Paris.* — Vulgare in montibus arid. prope *Valparaiso* (Poeppig). — *Mons la Leona* (Bertero). — In Cordillera de Ramo, in arenosis ad Lagunosa (Lechler).

(2) Nous tenons ce renseignement de Claude Gay lui-même.

(3) Frequens in prov. *Santiago* (Germain!), *Valparaiso* (Bert.!), *Conception* (Phil.!).

contraire, l'est très-peu. Les feuilles, vertes quand elles sont fraîches, passent, en se desséchant, du vert au brun rougeâtre. Elles sont coriaces, à nervures médianes saillantes, à veines alternes, quelquefois opposées, et leur surface est couverte de glandules ; elles sont opposées, entières, ovales; mâchées sous la dent, elles laissent une saveur fraîche aromatique, et leur odeur rappelle à la fois celle des Lauracées et des Labiées. La fleur, en grappe ou en panicule, naissant à l'extrémité des rameaux, par sa teinte pâle sur le fond vert luisant des feuilles, donne à l'arbre un ensemble agréable qui flatte l'œil, et séduit assez pour lui faire trouver une place dans les jardins. Le fruit vert jaunâtre, qu'il ne faut pas confondre avec celui du *Peumo* des Lauracées, vendu sur les marchés du pays, a un mésocarpe aromatique, succulent, un peu sucré, peu épais, et le noyau très-dur sert pour la parure des Chiliennes qui en font des colliers.

Le premier échantillon du commerce a été introduit en France, en 1868 ou 1869, par la maison Fabian du Chili. Le but de cet envoi était de livrer le produit à l'analyse et à l'expérimentation, après les cures de certaines affections du foie. Depuis le mois de mai de l'année 1872, époque à laquelle nous avons commencé nos recherches, des commandes importantes ont été faites à la même maison par les Allemands ; mais les journaux scientifiques ne nous ont fait connaître aucune publication de ces derniers.

Cet échantillon se compose de feuilles ovales, d'un vert grisâtre, passant quelquefois de cette teinte à la nuance brun rougeâtre, à nervures médianes saillantes, à veines alternes, rarement opposées. Leur surface est couverte de saillies blanchâtres qui se reproduisent sur la tige en moins grand nombre, et sont dues aux glandules à essence. Des débris de tige et des fruits drupacés, au mésocarpe sec avec noyau osseux, les accompagnent toujours. Nous avons essayé de casser plusieurs de ces fruits pour faire l'étude de la graine, tous étaient vides.

Le même, comparé à ceux qui nous ont été donnés par le Muséum de Paris, offre des caractères exactement semblables. Si parfois le bois varie un peu de teinte, ainsi que la feuille, si les glandules sont moins apparentes, et la saveur moins fraîche, nous croyons devoir l'attribuer aux différentes époques de la récolte, peut-être aussi au changement du terrain dans lequel l'arbre a pris son développement. Il n'y a, en effet, qu'à passer en revue l'Herbier du Muséum, pour s'assurer que l'arbre pousse dans des terrains d'une altitude différente, et souvent diffère aussi par quelques caractères physiques. D. Rivero, en 1836, envoie de la Conception plusieurs tiges qui, toutes, ont le même aspect ; les feuilles sont ovales, peu épaisses, planes et d'une couleur cendrée. Celles de Dombay ont des feuilles, en général, plus épaisses ; l'une d'elles, inscrite dans l'Herbier sous le numéro 766, portant les noms de *Boldo fragrans* (Tulasne), *Peumus fragrans* (Pers.) avec cette annotation (Incolis *Boldoa* In cordillera de Ramo, in arenosis ad Lagunosa), a des feuilles à teintes entièrement rougeâtres.

La Pharmacie centrale des Hôpitaux de Paris nous a fourni, à l'Hôpital des Enfants malades, quelque peu de *Boldo* d'une autre provenance, ce qui nous a permis de faire une étude comparative, et cela avec d'autant plus de raison qu'il n'avait pas le même aspect que le premier. Contrairement à celui du commerce, les tiges dominent, et chacune d'elles porte de petites feuilles d'un brun rougeâtre, peu glanduleuses, et des fleurs à peine épanouies. Le produit, en général, bien moins chargé en principes aromatiques que le précédent, soumis à l'analyse, donne des résultats plus satisfaisants dans la recherche du principe que nous avons appelé *Boldine*. Celle-ci y existe en plus grande quantité; par contre, la quantité d'essence est beaucoup moindre; et comme les essais thérapeutiques reposent, non sur un produit spécial retiré par l'analyse, mais bien sur une infusion, une décoction aqueuse, ou une lixiviation alcoolique, il est préférable, et le produit, à notre avis, est le meilleur, qui se trouve dans les conditions du premier. Aussi nous conseillons de choisir de préférence celui dont les feuilles sont les plus vertes, et marquées de glandules aromatiques saillantes; et nous croyons que, pour avoir des feuilles dans ces conditions, il ne faut les cueillir ni trop tôt, ni trop tard, c'est-à-dire, un peu avant l'entière maturité du fruit.

Le pied du Jardin botanique de l'École de Médecine, sur lequel nous avons fait des coupes pour notre étude histologique, prenait au début peu de développement dans la caisse où il avait été planté. M. H. Baillon ayant eu l'idée de le faire mettre en pleine terre dans la serre, il a fait en peu de temps des pousses prodigieuses. Il atteint déjà la hauteur de près de deux mètres; des tiges, s'élançant vers le sommet de l'arbre, portent son feuillage vert foncé. La surface des feuilles est marquée de points blancs qui apparaissent des deux côtés; mais aucune glandule saillante, et si l'on promène sa main de haut en bas, l'on éprouve un chatouillement produit par les poils en brosse décrits dans la partie histologique. Il n'a pas encore porté de fleurs, mais ses belles pousses et sa bonne venue font espérer d'en avoir un jour. Pour ne pas entrer dans des détails botaniques déjà donnés pour les échantillons du Muséum, nous nous bornerons à dire qu'il a des tiges cylindriques, portant des rameaux opposés, avec feuilles opposées, ovales et pétiolées, à saveur fraîche et aromatique, à odeur forte ; son bois est peu résistant : ne pourrait-on pas en attribuer la cause à sa croissance rapide?

La même serre possède aussi un *Boldu* des Lauracées. Lequel? il serait difficile de le caractériser. Sa tige unique atteint à peine la hauteur de vingt centimètres et porte des feuilles alternes, ovales, lancéolées, ne ressemblant en rien à celles des *Boldu* des Lauracées que nous avons vues dans l'Herbier du Muséum; mais il ne faut pas s'en étonner : d'abord l'arbre est petit; ensuite il pousse sous un climat dont la température n'égale pas celle du Chili.

La serre tempérée du Jardin des Plantes possède cinq à six jeunes pieds de *Boldo*, conservés en pots, ce qui nuit certainement à leur développement. M. Neumann les a obtenus avec des graines envoyées du Chili; M. H. Baillon en a obtenu un pied en faisant une bouture : nous savons donc que la plante se reproduit de bouture et de graine.

Après avoir ainsi passé en revue les différents échantillons qui nous ont été soumis, nous croyons devoir émettre une opinion sur le choix du nom, du genre et de l'espèce à appliquer au *Boldo*.

Il a été appelé *Peumus Boldus* par Molina; *Ruizia fragrans*, par Ruiz et Pavon; *Boldea fragrans*, par A. L. de Jussieu; enfin un grand nombre d'auteurs le désignent sous le nom de *Boldoa fragrans*. Nous conformant à l'autorité de M. H. Baillon en pareille matière, et à la classification du Muséum, nous avons conservé le nom scientifique de Peumus Boldus de Molina; mais ne serait-il pas préférable de le changer à cause de la confusion qu'il peut provoquer? En effet, en se reportant aux dénominations elles-mêmes du Muséum, on voit que le genre *Peumus*, consacré au *Boldo* des Monimiacées, devient l'espèce d'un *Boldu* des Lauracées : certains auteurs l'ont même conservé comme genre. De là notre crainte qu'il n'y ait confusion, et cette crainte serait justifiée par cette seule raison que les naturels appellent vulgairement *Peumon* ou *Peumo*, le *Cryptocaria Peumus* de Claude Gay, dont le fruit en forme d'olive, à mésocarpe charnu et succulent, est vendu comme comestible sur les marchés de l'Amérique du Sud.

C'est pour un motif semblable que A. L. de Jussieu (1) a substitué le genre *Boldea* au *Ruizia*, déjà consacré à un autre genre plus ancien de la famille des Malvacées. Voici ce qu'il a dit à ce sujet : « C'est avec moins de répugnance que, ne partageant point l'opinion de Linnæus, qui rejetait les noms de pays comme barbares et adoptait ceux qui sont d'une prononciation facile, nous proposons de substituer ici, au nom de *Ruizia*, celui de *Boldea*, qui rappelle celui de *Boldo* que la plante porte dans le Chili. »

Claude Gay lui-même qui, par son long séjour au Chili, aussi bien que par sa qualité d'éminent naturaliste, peut faire autorité en pareille matière, nous a donné de vive voix d'excellentes raisons venant à l'appui de notre proposition, et nous a engagé à conserver à l'arbre le nom scientifique de *Boldea fragrans* ou *Boldoa fragrans*, avec de Jussieu, Lindley, Endlicher, M. Tulasne, etc.

Boldu des Lauracées. — Nous croyons utile d'exposer ici, à la suite, les caractères propres à distinguer ces *Boldu* du *Boldo* des Monimiacées, et pour cela nous nous inspirerons des auteurs, aussi bien que de ce que nous avons vu au Jardin des Plantes.

On en connaît deux espèces (2) à tiges verdâtres, avec

(1) Ann., *loc. cit.*

(2) In Herb. Mus. Paris. — [*Boldu chilanum* Nees. — *Adenostemum nitidum* Pers.; Mons la Leona, Chili, novembre 1828 (D. Ber-

écorce épaisse non marquée de points blanchâtres, à feuilles opposées, ovales-allongées, membraneuses, à nervure médiane saillante, courtement pétiolées. Aucune glandule saillante à la surface ; au lieu de cela, des marbrures jaunes, dues à une agglomération d'essence, caractère particulier aux Lauracées. A la place d'une petite drupe arrondie, on a un fruit (1) en tout semblable à nos olives, charnu, doux, glaireux, de cinq lignes d'épaisseur. Il renferme un petit noyau noir, osseux et rond ; dans sa parfaite maturité, il devient vert jaunâtre. Les Indiens en estiment tant le goût qu'ils le mangent par délices. La fleur, telle qu'elle est décrite par MOLINA, se compose de six pétales, six étamines, six sépales ; mais il est préférable, pour la botanique, de se reporter au travail récent de M. H. BAILLON (2), qui en résume ainsi l'étude :

« Ils ont tout à fait les fleurs des *Cryptocaria* ; même réceptacle et même périanthe, mêmes étamines, dont neuf fertiles et biloculaires ; même gynécée, inséré au fond du sac réceptaculaire. Mais ce dernier, au lieu de s'épaissir comme dans les *Cryptocaria*, devient mince, sec et fragile. Aussi entoure-t-il d'abord le fruit d'un sac complet et clos, couronné des cicatrices du périanthe. Mais il se brise sans le moindre effort, et c'est souvent le fruit lui-même qui, en grossissant, paraît le faire éclater et tomber à une époque variable. »

M. NEUMANN nous en a montré un au Jardin des Plantes, qui doit être le *Boldu chilanum* de NEES, *Boldu arbor olivifera* de FEUILLÉE, *Boldus chilensis* de MOLINA, *Adenoste-*

TERO.] — [*Cryptocaria penmus*, vulgo *Peumon*, Chili, CL. GAY. — *Peumus fragrans* ; *Laurus Peumo*, Chili, DOMBEY.]

(1) FEUIL. *Hist. pl. méd.*, II, *pl.* VI.

(2) H. BN. *Hist. pl.*, II.

mum nitidum de Persoon, *Bellota Miersii* de Claude Gay, vulgairement appelé par les Chiliens, *Bellota* ou *Ulmo*.

On le conserve dans une caisse, où il atteint la hauteur de deux mètres ; son aspect est celui d'un arbre buissonneux. Mais la teinte jaunâtre de ses feuilles indique qu'il est en souffrance, et tout porte à croire que, si on le mettait en pleine terre, il prendrait bientôt un développement considérable et un tout autre aspect. Nous possédons un dessin, envoyé du pays comme étant celui du *Boldo*, mais qui représente un *Boldu* : il nous montre un arbre au port majestueux, avec des rameaux élancés.

Les tiges de celui du Jardin des Plantes, quadrangulaires et verticales dans les jeunes pousses, s'arrondissent dans la suite et se recouvrent d'une écorce rougeâtre, lisse, épaisse, très-odorante. Les feuilles glabres, opposées, ovales, courtement pétiolées vers le sommet de la tige, se rapprochent tellement les unes des autres qu'elles couvrent presque entièrement le bois ; mâchées sous la dent, elles n'ont pas la saveur fraîche, aromatique des premières.

Usages du Boldo. — Il n'est pas employé en Europe, ou du moins à peine, puisque les premiers essais thérapeutiques ont été commencés dans les Hôpitaux de Paris par des médecins distingués, auxquels nous avons soumis le produit. Ne voulant pas anticiper sur les résultats définitifs, nous renvoyons à la fin de notre travail le compte rendu des expériences thérapeutiques.

Dans le Nouveau-Monde (1), dans l'Amérique du Sud principalement, la plante est très-connue comme aromati-

(1) R. et P. *Syst. veg. fl. per. et chil.*, I, 254, 268, 269. — Bert. *in mer. chil.* (1829), 685. — Cl. Gay, *Hist. Fisica y politica de Chile*, V. — H. Bn., *Hist. des pl.*, I, 336. — Le M. et Decais., *Bot. desc. et anal.*, 518.

que. On en prépare des infusions qui se prescrivent comme digestives, carminatives, toniques et diophorétiques, de même que le thé et le café. C'est même un remède populaire contre la syphilis et les maladies du foie.

Les feuilles sèches, réduites en poudre, servent de sternutatoire ; d'après certains auteurs, lorsquelles sont vertes, elles remplacent celles du Laurier pour épicer les aliments.

Le bois, très-léger, brûle mal, aussi en fait-on un excellent charbon pour les forgerons ; l'écorce sert au tannage des cuirs.

On mange, dans le fruit, le mésocarpe sucré et aromatique ; avec les noyaux, on fait des colliers pour la parure des femmes ; de la graine on retire une huile fixe.

Il existe aussi, dans la famille des Monimiacées, deux plantes nouvellement connues : l'*Atherosperma moschatum* (1) et le *Nemuaron vieillardi* (2), jouissant de propriétés analogues à celles du *Boldo*.

L'écorce de la première, en décoction, constitue un tonique et un antiscorbutique puissant. En infusion légère, soit pure, soit coupée avec du lait, elle remplace le thé : sous cette forme, c'est, dit M. Bakinse. un apéritif assez efficace.

La seconde, par son écorce à odeur forte et camphrée, à saveur chaude, très-intense, fournit aux Kanacques, qui la mâchent sous la dent, un digestif et un stomachique puissants. Elle leur sert, dit-on, à traiter les maux d'estomac.

(1) H. Bn., *Dict. enc. des sc. nat. et méd.*, VII.
(2) H. Bn., in *Adans.*, X, 351.

CHAPITRE IV.

Chimie.

---

§ Ier. — ANALYSE DE LA PLANTE.

Après de vaines recherches dans les bibliothèques du Muséum, des écoles de Pharmacie et de Médecine, des correspondances au Chili et à Londres ayant été échangées sans résultat, nous avons commencé l'étude chimique du Boldo ; et des essais entrepris en commun (mai 1872) avec M. BOURGOIN nous ont indiqué la présence d'un alcaloïde. N'ayant obtenu, par les méthodes de recherches de ces derniers, qu'une petite quantité amorphe de la matière indiquée par les réactifs, nous cherchions à arriver à un moyen facile d'extraction en suivant des procédés pratiques. Mais ce n'est pas le lieu d'entrer ici dans beaucoup de détails à ce sujet ; nous publierons plus loin les résultats obtenus ; faisons tout d'abord une analyse générale du produit, dans laquelle les réactifs décèleront dans plus d'une circonstance l'alcaloïde déjà signalé.

Nous avons opéré sur cent grammes de matière en employant nos dissolvants dans un ordre judicieux : l'éther d'abord, l'alcool ensuite, puis l'eau distillée.

Traitement éthéré. — Les feuilles accompagnées de quelques débris de tige, grossièrement pulvérisées et placées dans un appareil à déplacement, sont épuisées par de l'éther lavé, environ cent vingt grammes. On obtient une liqueur fortement colorée en vert par la chlorophylle, à laquelle l'huile essentielle, en grande partie dissoute dans ce véhicule, donne une saveur fraîche et brûlante ; elle est neutre au papier de tournesol.

Par l'évaporation, l'éther laisse un résidu semi-fluide, qui, repris par l'eau distillée, se divise en deux couches : nous appellerons A la couche supérieure semi-fluide, B la couche aqueuse inférieure, très-amère, à réaction acide.

Couche A. — Cette couche, séparée de la couche B, est mise en contact avec de l'eau distillée et portée au bain-marie : l'eau ne se colore pas, mais donne une réaction acide. On réitère les lavages dans les mêmes conditions jusqu'à ce que la réaction disparaisse, et, après avoir réuni les eaux de lavage à la liqueur B, on soumet la couche A aux dissolvants suivants : alcool, chloroforme, benzine, sulfure de carbone, essence de térébenthine, dans l'ordre indiqué.

L'alcool à 70° en dissout une partie ; on filtre, on conserve le filtre, et l'on évapore le liquide filtré. Il laisse un résidu que l'on pourrait attribuer à de la résine ; mais, lavé à l'eau distillée et repris ensuite par de l'alcool pour être précipité par l'eau, il n'a donné à celle-ci qu'une teinte blanche laiteuse, caractère propre aux essences en dissolution dans ce véhicule.

Le résidu du filtre de l'opération précédente, trituré avec de l'alcool à 90°, laisse encore une assez grande quantité de matières non dissoutes ; mais, cette fois, la liqueur se colore fortement et laisse, à l'évaporation, un extrait plus sec que l'acide chlorhydrique dissous en partie en se colorant en vert : coloration due à la présence de la chlorophylle en solution dans l'acide. La partie non dissoute se présente en masse d'un vert noirâtre, semi-fluide, surnageant ce dernier : nous devons la retrouver dans chaque manipulation faite dans la même série d'expériences.

Il reste, après cela, un dernier résidu de la couche A, insoluble dans l'alcool à 70° et à 90° ; on le traite par les dissolvants des matières grasses proprement dites, en essayant auparavant d'enlever les dernières traces d'huile volatile par l'alcool absolu.

Celui-ci se colore fortement et donne une liqueur très-chargée, qui laisse tomber de l'huile lourde au fond de l'éprouvette par le repos ; après l'évaporation, l'extrait fluide ne colore plus l'acide chlorhydrique.

Le lavage à l'alcool absolu terminé, on constate, par des essais partiels, sa solubilité dans le chloroforme, la benzine, le sulfure de carbone et l'essence de térébenthine, qui tous le dissolvent.

Nous nous sommes borné ensuite à reprendre la masse entière par la benzine, dont le pouvoir dissolvant sur les corps gras est bien connu, et nous n'avons obtenu, à l'évaporation, qu'une masse molle, noire, non saponifiable par la lessive de soude très-forte.

Ce seul fait nous prouve qu'il n'existe dans la plante aucun corps gras proprement dit, mais des essences résinifiées et épaissies au contact de l'air. Pour se renseigner sur la nature de ces produits épais aromatiques, il suffit de les traiter par la potasse caustique, l'acide sulfurique et l'acide azotique : on a immédiatement les colorations (1) de l'essence ob-

(1) Voir, page 35, esssais chimiques de l'essence.

tenue par distillation, traitée directement par les mêmes réactifs.

Couche B. — Cette couche, provenant des eaux de lavage de l'extrait éthéré, est légèrement colorée, d'une saveur très-amère, acide au papier de tournesol, et ne laisse qu'un dépôt amorphe, lorsqu'on en évapore une petite quantité sur un verre de montre placé dans une étuve à basse température. Réduite à cent grammes, elle donne, avec les réactifs suivants :

Ammoniaque. — Elle se fonce en couleur, effet ordinaire des alcalis sur les matières organiques colorées.

Soude caustique et carbonate de soude. — Même réaction.

L'acidité de la liqueur étant démontrée par le papier de tournesol, nous sommes arrivé, en employant les procédés ordinaires pour la recherche des acides, à déceler l'acide citrique; après quoi nous avons répété l'essai, en agissant directement sur la liqueur neutralisée par l'ammoniaque en léger excès; traitée par le chlorure de calcium et portée à l'ébullition, il s'est fait un abondant précipité de citrate de chaux.

Chlorure ferrique. — Coloration brune un peu violacée.

Acétate de plomb. — Décoloration de la liqueur; précipité abondant qui disparaît par l'acide acétique : par conséquent, ni sulfure, ni phosphate, ni oxalate.

Liqueur cupro-potassique. — Réduction qui ne peut être attribuée à des sucres, vu leur peu de solubilité dans l'éther, mais à des glucosides.

Iodure double de mercure et de potassium. — Il se produit un léger trouble.

Traitement alcoolique. — L'alcool à 85° versé en q. s.,

déplaçant l'éther du premier traitement des feuilles contusées, se charge à son tour des principes que ce dernier n'a pu dissoudre, et fournit une teinture vert rougeâtre, d'une saveur amère, mais moins aromatique que la première. L'extrait abondant, produit de son évaporation, lavé à l'eau distillée à plusieurs reprises, puis avec de l'eau faiblement acidulée à l'acide acétique, se dissout en grande partie. Les eaux de lavage sont mises de côté, séparément, et l'on reprend par l'alcool à 85° le reste de l'extrait alcoolique, qui se dissout sans résidu.

Cette nouvelle teinture, filtrée et évaporée au tiers, précipite abondamment par l'eau distillée. On voit déjà que le précipité est de la résine mélangée d'un peu de matières grasses aromatiques : il s'agit de les séparer. Connaissant, par les expériences précédentes, le pouvoir dissolvant de la benzine cristallisable sur ces dernières, on fait des lavages répétés avec ce liquide. Le résidu laissé par elle n'est pas encore pur ; on le lave avec de l'éther, qui enlève la matière verte et laisse à l'évaporation spontanée des granulations verdâtres de chlorophylle sur les bords de l'éprouvette, et au fond un peu d'huile concrète. Il reste alors de la résine, que l'on purifie en la dissolvant dans de l'alcool à 70°, pour la précipiter de nouveau.

Le précipité, séché à l'étuve sur des assiettes, devient solide, sec, rude au toucher. Il est d'un noir foncé, même brillant ; son odeur et sa saveur rappellent l'extrait, probablement par suite d'une petite quantité d'huile volatile, dont la masse reste imprégnée.

Telle est la résine de la plante, existant en faible quantité, soluble dans l'alcool, insoluble dans l'éther, soluble dans les alcalis et les huiles fixes, ne donnant en solution qu'une réaction faiblement acide au papier de tournesol.

Chauffée sur une lame de platine, elle fond en se transformant en un liquide visqueux qui n'est pas onctueux au toucher (caractère pas lequel on distingue les résines des corps gras), puis elle s'enflamme, se boursoufle en brûlant, et laisse comme résidu une poudre légère. Elle brûle très-facilement.

Passons maintenant aux liquides aqueux, provenant des lavages de l'extrait alcoolique.

Eau distillée acidifiée à l'acide acétique. — Iodure double de mercure et de potassium. — Précipité abondant, soluble dans l'alcool : indice certain de la présence de l'alcaloïde.

Eau distillée du lavage sans acide. — Saveur amère ; réaction acide au papier de tournesol ; une petite quantité, mise à l'évaporation dans une étuve à une douce température, ne donne aucune cristallisation ; on la concentre au tiers environ, et on l'essaye par les réactifs suivants :

Ammoniaque. — Coloration due à l'action des alcalis sur les matières organiques.

Soude caustique et carbonate de soude. — Même coloration.

Chlorure de calcium. — Précipité abandant d'acide citrique dans la liqueur rendue faiblement alcaline par l'ammoniaque, et chauffée légèrement à la lampe à alcool.

Chlorure ferrique. — Coloration bleue plus intense que dans le traitement éthéré.

Acétate de plomb. — Précipité plus abondant que dans le premier traitement.

Solution de tannin. — Précipité qui peut être attribué à l'alcaloïde et aux matières amères indifférentes.

Liqueur cupro-potassique. — Fortement réduite par le sucre de la liqueur.

Iodure double de mercure et de potassium. — En acidifiant légèrement la liqueur avec de l'acide acétique, on a un précipité d'alcaloïde entièrement soluble dans l'alcool.

Eau iodée. — Précipité marron d'alcaloïde.

Traitement aqueux. — L'eau distillée, après les deux opérations précédentes, déplaçant l'alcool du dernier traitement, sort de l'appareil transformée en un liquide rougeâtre, d'une odeur plus faible, et d'une saveur moins brûlante que la teinture éthérée et alcoolique, mais très-sucrée.

Réaction fortement acide : nul doute pour nous que l'acidité soit due à un acide existant à l'état libre, ou combiné en partie seulement, puisque nous avons employé de l'eau distillée préalablement essayée.

La liqueur n'a pas déposé après plusieurs jours de repos ; concentrée, elle n'a pas donné de dépôt floconneux d'albumine ; dix centimètres cubes, mis à l'étuve sur un verre de montre, n'ont pas cristallisé ; nous avons passé aux réactifs.

Ammoniaque. — Soude caustique. — Carbonate de soude. — Eau de baryte. — Aucune réaction.

Chlorure de calcium. — Versé dans la liqueur neutralisée par l'ammoniaque, il a donné, par la chaleur, un abondant précipité d'acide citrique.

Solution de gélatine. — Précipité tannique.

Oxalate d'ammoniaque. — Précipité calcaire, insoluble dans l'acide acétique.

Liqueur cupro-potassique. — Forte réduction par le sucre.

Iodure double de mercure et de potassium. — La liqueur, légèrement acidifiée à l'acide acétique, louchit seulement.

Eau iodée. — Pas de précipité.

Le reste de la liqueur, traité par l'acétate de plomb, donne un abondant précipité que l'on recueille sur un filtre ; on retire les eaux mères ; on lave le précipité à l'eau distillée, et on le sèche à l'étuve. Après dessiccation complète, on le délaye dans de l'alcool pour le décomposer ensuite par l'hydrogène sulfuré. L'alcool dissout un acide que l'on recherche suivant la méthode indiquée pour les acides organiques, et cette fois encore nous avons les réactions de l'acide citrique.

Les eaux mères du traitement par l'acétate de plomb, saturées par de l'ammoniaque et additionnées de sous-acétate de plomb, précipitent encore abondamment. On lave le précipité à l'eau distillée ; on le délaye dans dix fois son volume d'eau, pour le décomposer ensuite par l'hydrogène sulfuré. Le liquide surnageant le sulfure de plomb, chauffé fortement et concentré sans dépôt, par addition de deux fois son volume d'alcool absolu, a blanchi d'abord, puis il s'est formé un dépôt blanc entièrement soluble dans l'eau, indice de la présence de la gomme exempte de matières protéïques.

En résumant notre analyse, nous avons dans les trois traitements successifs :

PAR L'ÉTHER.

Huile essentielle, 2/100e.
Alcaloïde, *trace*.
Acide citrique.
Matières aromatiques en grande quantité.

PAR L'ALCOOL.

Huile essentielle en petite quantité.
Alcoloïde, précipité abondant par l'iodure double de mercure et de potassium.
Acide citrique.
Sucre.
Matières aromatiques.

PAR L'EAU DISTILLÉE.

Sucre.
Gomme.
Chaux.
Acide citrique.
Tannin.

§ II. — Huile essentielle.

Le produit le plus abondamment fourni par la plante est l'essence.

L'étude histologique, en nous faisant découvrir les cellules qui la contiennent et la multiplicité de ces organes répartis dans tout le végétal, nous laissait supposer que la distillation de la feuille donnerait beaucoup de produit. Le fait a été constaté dans des opérations répétées par un rendement de 20/1000es; encore faut-il ajouter que cette quantité est faible par rapport aux matières aromatiques noirâtres, épaissies, dues très-probablement à son oxydation, et retenues au fond des cornues.

Nous l'avons obtenue de deux manières : 1 en traitant directement la feuille contusée par l'éther dans l'appareil à déplacement; 2° en distillant à la vapeur. Le rendement a été le même, et les réactions chimiques, indiquées dans le tableau qui va suivre, prouvent la similitude des produits. Nous donnerons aussi, à la suite, quelques observations sur la distillation de la plante fraîche du Jardin de l'École de Médecine.

Traitement par l'éther. — La teinture éthérée, faite comme il a été dit précédemment, est placée dans une cornue tubulée, munie d'un thermomètre gradué jusqu'à 300°.

L'éther distille au moyen de l'eau chaude, et il ne reste au fond de l'appareil qu'un extrait semi-fluide, vert noirâtre, très-aromatique, contenant l'essence. On retire alors la cornue de l'eau, et on la sèche pour la porter sur un fourneau à gaz, muni d'une grille métallique, afin d'empêcher la surchauffe sur un point donné. Le thermomètre monte rapidement à 185° (1) ; on recueille une certaine quantité d'une huile essentielle qui rappelle l'odeur de la plante ; il monte ensuite graduellement jusqu'à 230°, température à laquelle il reste quelques instants stationnaire pour reprendre sa marche ascendante jusque vers 300°. Les produits de la distillation recueillis à 230°, et de 230° à 300°, comparés au premier, sont d'une densité plus grande et d'une odeur plus forte, mais rappelant toujours l'odeur de la plante. Ces faits démontrent que l'éther s'empare de produits d'une nature complexe, et que l'huile volatile de *Boldo* est un mélange de plusieurs corps, comme on l'a déjà observé dans la plupart des végétaux aromatiques.

Distillation a la vapeur. — Cinq kilogrammes de feuilles soumises à un courant de vapeur à travers une grille métallique, fournissent, comme nous l'avons dit précédemment, 20/1000es d'une essence un peu teintée de noir sur un fond jaune, mais devenant d'un jaune très-clair à la rectification. Elle perd, dans cette dernière opération, un sixième de son poids, et laisse au fond de la cornue des matières noirâtres qui s'épaississent rapidement en se refroidissant et finissent même par devenir entièrement solides.

Si l'on compare les produits des deux traitements précédents, il y a ressemblance exacte comme couleur, l'odeur diffère peu, encore cette différence est-elle due, dans le trai-

(1) Edm. Bourgoin et Cl. Verne, *Journ. Pharm. loc. cit.*

tement éthéré, à de l'empyreume provenant de la distillation à feu nu. Celui obtenu par la vapeur, chauffé dans une cornue munie d'un thermomètre gradué, distille dans les mêmes conditions que le premier : fait à joindre au tableau des réactions chimiques pour prouver leur similitude.

Distillations de la plante fraîche. — Huit cent cinq grammes de plante fraîche, feuilles et tiges, soumis à la distillation, n'ont donné qu'une eau faiblement aromatique. Au début de l'opération, on pouvait espérer obtenir de l'essence ; des gouttes surnageaient à la surface du liquide du récipient florentin ; mais peu à peu l'eau distillée, continuant de passer, a tout entraîné, et il ne nous est rien resté de deux distillations successives, faites avec la même eau sur le même produit.

Déduction faite des tiges, nous avions quatre cents grammes de feuilles, qui devaient nous fournir huit grammes d'essence, à en juger par les opérations précédentes faites avec les feuilles sèches : ceci nous prouve donc que, sous notre climat, la plante est moins riche en matières aromatiques que dans les pays chauds.

Essais chimiques de l'essence des deux traitements. — Papier de tournesol. — Pas de réaction.

Solubilité. — Soluble en très-petite proportion dans l'eau distillée, à laquelle elle communique sa saveur et son odeur, en lui donnant une faible réaction acide.

Très-soluble dans l'alcool à 85°, et, son mélange avec ce dernier brûle en donnant une flamme très-éclairante. Seule, elle s'enflamme au moyen d'une allumette, et brûle avec une flamme fuligineuse.

Bisulfite de soude. — Il ne se forme pas de composé solide ; par conséquent pas d'aldéhyde.

Acide sulfurique. — Coloration rouge hyacinthe immédiate.

Acide azotique. — Coloration violacée, ne se manifestant que peu à peu dans une réaction qui s'opère avec dégagement de chaleur.

Acide chlorhydrique. — Il y a décoloration : l'acide versé en excès se précipite au fond de l'éprouvette, où il garde une apparence lactescente, tandis que l'essence qui surnage est décolorée et limpide.

Gaz chlorhydrique. — Décoloration.

Potasse. — Coloration rouge.

Iode. — D'abord, vive effervescence, puis l'iode disparaît dans la masse qui se colore et s'épaissit beaucoup.

III. — Recherches d'un alcaloïde.

Il serait trop long de rappeler ici toutes les phases par lesquelles nous avons passé pour arriver à publier un mémoire sur la *Boldine* (1). Nous nous bornerons à indiquer succinctement les modes opératoires que nous avons suivis pour la découvrir, en les donnant plutôt comme des procédés de recherche que comme des procédés d'extraction. L'un d'eux, cependant (nous l'exposerons du reste avec détails), nons a donné un produit plus abondant, plus pur; toutefois, la quantité en est faible, ce qui nous permet d'affirmer que l'alcali organique cherché ne dépasse pas *un millième* du poids du produit employé.

Dans ces recherches, entreprises en commun avec M. Bourgoin, après avoir décelé par les réactifs la présence de l'alca-

(1) Edm. Bourgoin et Cl. Verne, *Journ. Pharm.*, *loc. cit.*

loïde dans la plante, nous avons fait pulvériser grossièrement la feuille et placer cette poudre dans l'appareil à déplacement, afin d'enlever par l'éther l'essence, les matières aromatiques et la chlorophylle; puis, déplaçant l'éther par de l'alcool acidulé à l'acide tartrique, nous avons obtenu une liqueur alcoolique rougeâtre, chargée du tartrate de l'alcali organique qu'elle tenait en dissolution. L'eau, ensuite, après avoir déplacé l'alcool, s'est transformée en une liqueur plus rouge que celle de ce dernier, avec une saveur plus sucrée; nullement amère, et insensible à l'iodure double de mercure et de potassium : la même réaction, faite sur l'extrait éthéré repris par l'eau acidulée, a indiqué seulement des traces du produit.

Nous étions donc fixés sur un point important, le choix de la teinture alcoolique comme base d'opération; aussitôt notre teinture évaporée au bain-marie en consistance sirupeuse, le résidu de l'évaporation est agité avec de l'éther lavé qui entraîne une matière brune, odorante, soluble dans ce dernier, dans l'alcool et dans les acides. On décante le liquide surnageant, et l'extrait alcoolique, saturé par du bicarbonate de potasse jusqu'à réaction alcaline, est agité avec de l'éther lavé, qui s'empare alors d'une matière colorée en jaune, à réaction alcaline, d'une saveur très-amère, la *Boldine* impure.

Après ce mode opératoire, qui, ainsi que nous l'avons dit, n'est qu'une méthode de recherche, il nous fallait un procédé d'extraction, et, pour cela, essayer des décoctions acides en passant par les acides minéraux, sulfurique et chlorhydrique, et les acides organiques, tartrique, citrique et acétique.

Les décoctions par les premiers, quoique faites à une basse température et évaporées au bain-marie, ont charbonné; celles des derniers, de l'acide acétique principalement, ont donné de meilleurs résultats, moins d'extrait, peu de coloration, et pas de matières charbonneuses. Une décoction à l'acide sulfurique a subi un traitement spécial par l'acétate de plomb; on n'a rien obtenu.

C'est après de nombreux essais de ce genre, pour la plupart sans résultat satisfaisant, que nous nous sommes arrêtés au suivant, publié dans le *Journal de Pharmacie et de Chimie*, dans le *Bulletin de la Société Chimique*, avec ce titre : SUR L'EXISTENCE D'UN ALCALOÏDE DANS LE BOLDO. En voici le résumé :

« Un kilogramme de feuilles grossièrement pulvérisées, a été épuisé à l'ébullition par de l'eau additionnée de trente grammes d'acide acétique, et le liquide filtré a été évaporé jusqu'en consistance sirupeuse. On a conduit l'opération comme à l'ordinaire, c'est-à-dire qu'après plusieurs lavages à l'éther, on a saturé l'extrait par un carbonate alcalin, pour enlever ensuite l'alcaloïde libre par de nouvel éther. A l'évaporation, ce dernier liquide a laissé un résidu qui, repris par de l'eau acidulée, a donné, par l'ammoniaque, un précipité amorphe, légèrement coloré en vert, la *Boldine*.

Mais nous ferons observer que tous les produits obtenus jusqu'alors variaient un peu d'aspect, de couleur, et qu'il était difficile d'en faire une poudre convenable par la dessiccation; et voilà où nous en étions de nos travaux, lorsque le hasard nous a fait découvrir un échantillon de *Boldo* (1), composé de tiges en bouquet avec feuilles et fleurs. Jusque-là, nous n'avions opéré que sur des feuilles accompagnées de quelques débris de tige; l'opération, entreprise dans les conditions suivantes, a donné de bien meilleurs résultats.

(1) Echantillon de la Pharmacie Centrale des Hôpitaux de Paris, cité plus haut.

Deux kilogrammes de tiges, mondées de leurs feuilles et pulvérisées grossièrement, sont mises en macération, pendant vingt-quatre heures au bain-marie, avec de l'eau additionnée de trente grammes d'acide acétique par kilogramme. Le macéré, soumis à la presse, fournit un liquide coloré en rouge clair, que l'on filtre pour l'évaporer ensuite au bain-marie en consistance sirupeuse. Après avoir versé l'extrait acide dans un grand flacon à l'émeri, on l'agite à plusieurs reprises avec de l'éther destiné à enlever la matière colorante, et on le traite, après décantation du liquide surnageant, par le bicarbonate de soude, jusqu'à réaction alcaline; une vive effervescence se manifeste aussitôt : il est bon, pour parer à toute éventualité, d'opérer dans une grande capsule. La masse, ainsi saturée par l'alcool, est versée de nouveau dans le même flacon, où une nouvelle quantité d'éther, avec laquelle on l'agite, enlève l''alcaloïde libre. A l'évaporation de cette dernière, qui se fait à une température très-basse, on trouve au fond de la capsule un résidu fortement alcalin, d'une odeur particulière, la *Boldine* impure, accompagnée d'une matière oléo-résineuse très-tenace.

On la purifie par plusieurs précipitations, en la dissolvant dans de l'eau acidulée à l'acide acétique pour la précipiter ensuite par l'ammoniaque, qu'il faut employer avec précaution, la *Boldine* étant soluble dans un excès d'alcali.

Le produit, alors obtenu aussi pur que possible, est lavé sur un filtre Berzélius avec de l'eau distillée, qui enlève les dernières traces d'ammoniaque, et est séché, à l'abri de l'air et de la lumière, sous une cloche bleue renfermant de la chaux vive et de l'acide sulfurique monohydraté.

La *Boldine* est extrêmement peu soluble dans l'eau à laquelle elle communique une réaction alcaline et une saveur manifestement amère. Elle est très-soluble dans l'alcool, dans le chloroforme, dans les alcalis concentrés, un peu soluble dans la benzine cristallisable.

En solution acide, elle précipite par l'ammoniaque, par l'iodure double de mercure et de potassium, et donne avec l'eau iodée un précipité brun marron.

L'acide azotique la colore immédiatement en rouge ; même réaction avec l'acide sulfurique.

CHAPITRE V.

Pharmacologie.

EXTRAIT ALCOOLIQUE.

Cent grammes de feuilles, grossièrement pulvérisées, sont traités dans l'appareil à déplacements par quatre cents centimètres cubes d'alcool à 60°.

L'alcool, en se chargeant des principes de la feuille, prend une saveur chaude, due à l'huile essentielle entraînée par elle, et se colore en rouge noirâtre. On l'évapore : il donne vingt grammes d'extrait sec, rouge foncé, à reflets verdâtres, à saveur chaude, amère et sucrée.

EXTRAIT AQUEUX.

Cent grammes de feuilles contusées sont mises en macération vingt-quatre heures au bain-marie avec eau distillée q. s. pour avoir, après l'opération, mille grammes de liquide.

Le macéré filtré a une teinte rougeâtre, une saveur aromatique un peu amère et sucrée ; il donne, par évaporation au bain-marie, quinze grammes d'extrait de même odeur, même saveur, avec un peu de goût de cuit.

HUILE ESSENTIELLE.

Un kilogramme de feuilles, soumis à la distillation, cède, en peu de temps, vingt grammes d'essence d'une odeur forte, rappelant à la fois un peu celle des Lauracées et des Labiées.

Ses propriétés chimiques ayant été traitées plus haut, nous dirons seulement qu'elle est d'abord très-colorée, mais qu'à la rectification elle perd de sa couleur et devient jaune clair, en prenant une odeur plus franche.

Comme toutes les essences, par son odeur forte, sa saveur brûlante, elle devient un médicament d'un emploi difficile. Pour obvier à cet inconvénient, nous l'avons mise sous forme de perles contenant chacune onze centigrammes de produit ; nous en avons aussi fait une teinture éthérée, mise également en perles.

TEINTURE.

Feuilles contusées.......	100 grammes.
Alcool à 60°............	500 grammes.

Laissez macérer huit jours, en agitant de temps à autre, et filtrez.

Le produit est rouge foncé, tirant un peu sur le vert. Si on le compare à une teinture faite au Chili avec la plante fraîche, qui nous a été expédiée en 1872, il diffère peu par l'odeur, mais il est plus amer et possède moins de chlorophylle.

VIN.

Feuilles contusées.......	30 grammes.
Alcool à 60°............	60 grammes.

Laissez macérer vingt-quatre heures ; ajoutez vin de Madère, mille grammes. Après huit jours de macération, pendant lesquels on a agité de temps en temps le macéré, on passe avec expression, et on filtre.

Le vin possède, à un haut degré, les principes aromatiques de la plante ; ce qui lui donne une saveur chaude.

SIROP.

Feuilles contusées......	100 grammes.
Eau bouillante..........	1000 grammes.

Laissez infuser six heures dans une terrine couverte. Passez avec expression, filtrez et ajoutez neuf cent cinquante grammes de sucre que l'on fait dissoudre au bain-marie couvert. Ce sirop est très-aromatique et paraît être d'un emploi facile par suite de son goût fort agréable.

ÉLIXIR.

Feuilles contusées .... 200 grammes.

Traitez par déplacement avec alcool à 60°, quinze cents grammes. Retirez complétement ce poids, en versant sur les feuilles quantité suffisante d'eau dont on note la quantité. On complète six cents grammes de ce liquide qui sert à faire une décoction légère avec les feuilles épuisées. On fait, avec le décocté et six cents grammes de sucre, un sirop qui est mêlé à la teinture alcoolique. Après vingt-quatre heures de contact, on filtre au papier.

Il résulte de ce qui précède que le traitement alcoolique donne 20/100 d'extrait, le traitement aqueux 15/100, et la distillation à la vapeur 20/1000 d'huile essentielle. Quant au reste des préparations, nous avons déjà signalé quelques caractères propres à chacune d'elles ; qu'il nous soit permis d'indiquer ici celles qui ont fixé particulièrement notre attention, en en donnant les motifs.

Après l'analyse chimique, il est tout naturel de se tourner vers les préparations alcooliques, l'alcool étant le meilleur dissolvant des principes contenus dans la plante ; mais encore faut-il que leur goût soit agréable et qu'elles combattent, chez le malade, sa répugnance pour les remèdes. Le Vin et l'Élixir semblent réunir ces deux conditions ; cette forme médicamenteuse n'a rien de répugnant, et l'alcool, qui entre dans leur préparation, en se mélangeant au vin et au sirop, communique à ces derniers la saveur fraîche et aromatique qu'il tient de la plante.

On peut, dans les préparations que nous venons de citer, employer les feuilles mondées de leurs tiges et les tiges en bouquet portant parfois la fleur ; le jeune bois est aussi aromatique et plus amer que la feuille.

CHAPITRE VI.

Physiologie et thérapeutique.

Physiologie. — Les expériences qui vont suivre ont été faites sous la direction de M. Carville, dans le laboratoire de M. Vulpian.

Le *Cochon d'Inde*, par lequel nous avons commencé, se prête assez mal à ce genre d'observations ; mais, comme nous avions affaire à un remède empirique, consacré par l'usage et employé dans les pays chauds au traitement des maladies du foie, il eût été difficile de ne pas s'engager dans une voie empirique aussi, où le hasard nous servirait peut-être.

Les résultats que nous avons obtenus sont de peu d'importance ; nous les publions cependant, aucune étude de ce genre n'ayant été faite jusqu'à présent, soit en France, soit à l'étranger ; et, nous nous croirions satisfait, s'ils pouvaient servir de point de départ pour des recherches plus heureuses.

On administre à un *Cochon d'Inde*, en injection sous-cutanée, deux centimètres cubes de teinture alcoolique. Il n'y a pas sur l'animal d'action bien marquée, si ce n'est cependant une excitation particulière, qui se traduit par de petits cris et des courses répétées dans la cage. Deux heures après, on administre encore, de la même manière, cinq centimètres cubes de teinture.

Au bout de cinq minutes, l'animal est sur le flanc, avec des apparences d'ivresse et d'abrutissement. Il respire bien, son cœur bat régulièrement, il conserve sa sensibilité, en un mot, il ne se manifeste aucun trouble dans la circulation, dans le système nerveux et les voies respiratoires; mais sa température descend à 36°, et s'il se réveille ensuite et essaye de se mouvoir, c'est pour retomber de nouveau sur le flanc et mourir pendant la nuit.

On ne découvre rien à l'autopsie. La teinture administrée, dans le cours de cette expérience, représente 0gr,25 d'extrait alcoolique, et 1gr,25 de feuilles.

Dans une seconde expérience sur un autre animal de la même espèce, on emploie l'extrait aqueux, afin d'éviter les effets de l'alcool, qui pourraient masquer ceux de la plante.

On lui injecte, sous la peau, vingt-cinq centigrammes d'extrait aqueux dissous dans huit centimètres cubes d'eau distillée. En une demi-heure, sa température baisse de huit dixièmes de degré ; de 40°, elle tombe à 39°,2, fait digne de remarque, attendu qu'il a été pris dans une pièce froide pour être transporté dans un appartement parfaitement chauffé.

Quarante-cinq minutes après, autre injection à la même dose. La température reste la même; il paraît inquiet; mais son cœur bat régulièrement, il respire bien et conserve sa sensibilité.

Le lendemain, sa température est à 35°,2 ; elle a baissé de 4°, et cependant il est toujours dans une pièce chauffée.

Le deuxième jour, il meurt sans présenter de phénomènes particuliers.

Nous poursuivons nos recherches en opérant sur le *Chien*, qui peut donner lieu à des observations plus concluantes, et nous employons des doses plus fortes, vu le peu d'effet immédiat produit par les deux extraits dans les opérations précédentes.

On injecte à un *Chien* de moyenne taille, un gramme d'extrait alcoolique dissous dans quatorze centimètres cubes d'alcool. Sa température tombe de 40° à 39° 1/2, sans qu'il se produise d'autres phénomènes dignes de remarque. Deux heures après, autre injection à la même dose. Au bout de vingt minutes, l'animal oscille fortement et écarte les jambes pour prendre un point d'appui, sans essayer de se coucher. On lui compte, à la minute, cent quarante pulsations fortes et un peu irrégulières; sa température reste à 39° 1/2 ; il n'a, en résumé, que de la somnolence et un léger abaissement de température. Vers le soir, il se réveille peu à peu, devient plus vif, et enfin, à l'heure de son souper, il mange de bon appétit.

On le laisse en observation pendant trois jours ; mais, comme il ne présente rien de particulier, on lui injecte de nouveau deux grammes d'extrait alcoolique dissous dans huit centimètres cubes d'alcool : nous ferons remarquer ici que la faible quantité d'alcool employé ne doit pas masquer les effets de la plante. L'action se manifeste en une heure par une somnolence à laquelle l'animal essaye vainement de résister. La température qui, avant l'opération, était de 40° 1/2 (élévation due à des décollements de chair produits par les injections précédentes) reste la même. Enfin, comme son état n'a pas changé en deux heures, on lui fait la même injection, à la même dose, et aussitôt l'on observe une action plus marquée. Il éprouve quelques contractions, et ne peut résister au sommeil. Ses paupières se ferment à demi, sa tête est penchée, il s'incline en avant, et se relève aussitôt qu'il est sur le point de perdre l'équilibre. Il entend parfaitement lorsqu'on l'appelle, et essaye de répondre aux caresses, mais le sommeil le gagne.

Les effets hypnotiques de la plante se prolongent davantage que la première fois, avec une action plus intense ; malgré cela, le lendemain et les jours suivants, l'animal reprend ses allures ordinaires et souffre seulement des plaies déjà signalées.

Des expériences précédentes, il résulte que l'extrait n'a produit, comme effet constaté, que de la somnolence et un abaissement de température, sans apporter de troubles dans le système nerveux, dans la circulation et les voies respiratoires. On pourrait supposer que l'état somnolent était dû à de l'ivresse provenant du véhicule alcoolique. D'abord, nous ferons observer que l'animal n'offre aucun des caractères particuliers à l'ivresse, ensuite, dans le second cas où l'action est plus marquée que dans le premier, on a injecté dix centimètres cubes d'alcool en moins.

On peut donc attribuer au *Boldo* une faible action soporifique, semblabe à celle des opiacés, et de l'abaissement de température.

Thérapeutique. — Nous avons déjà dit, en traitant des usages de la plante, qu'elle était considérée comme digestive, carminative et diaphorétique par Ruiz et Pavon, Bertero, et quc Claude Gay (*Hist. Fisica y Politica de Chile*) l'avait signalée comme remède populaire au pays contre les maladies du foie. Nous mentionnons ici des essais récents qui se continuent dans les Hôpitaux de Paris.

L'expérimenter, suivant l'indication donnée par Claude Gay, n'était pas chose facile, à cause du manque de renseignements à l'appui. Chaque fois, du reste, que nous l'avons présentée à un médecin, il nous a toujours fait l'objection suivante : Ces renseignements ne peuvent pas me guider dans l'expérimentation, ils tirent leur origine d'une source trop empirique qui n'indique rien par suite de la variété des traitements qu'exigent ces maladies. Malgré cela, quelques-uns d'entre eux en ont fait l'essai ; mais, soit que ces affections se présentent dans de mauvaises conditions dans les Hôpitaux de Paris, soit que ce produit n'ait pas l'action qu'on lui attribue, ils n'ont obtenu aucun résultat satisfaisant.

M. Dujardin Beaumez, mieux inspiré, l'a prescrit comme tonique diffusible dans la *Chlorose*, dans les *Cachexies Chloro-anémiques*, les convalescences de *fièvre typhoïde adynamique*, enfin dans l'*Atonie* des divers organes.

Pour rester dans le cadre que nous nous sommes tracé, qui est celui de l'École de Pharmacie, nous n'entrerons dans aucun détail à ce sujet, nous nous bornerons à des généralités, laissant à M. Dujardin-Beaumetz le soin de faire cette intéressante communication à la Société de Thérapeutique.

Lorsqu'on administre ce médicament à des malades présentant les symptômes que nous venons d'indiquer, on observe chez eux, dès les premiers jours, un peu d'excitation générale, peu après une augmentation d'appétit, les fonctions digestives s'accomplissent mieux, et il n'est pas rare de voir ces dernières se rétablir en peu de temps, fait qui s'est, du reste, produit sous nos yeux à l'Hôtel-Dieu et à l'hôpital Beaujon. On l'a donné avec succès dans certains cas où le quinquina n'était pas supporté ; il a parfaitement réussi, et, malgré son odeur forte, sa saveur chaude, un peu brûlante, le malade s'en accommode très-bien. Il faut, toutefois, l'employer avec précaution : à haute dose, il provoque des vomissements; en commençant par cinquante centigrammes de teinture alcoolique dans un Julep gommeux, on peut élever cette dose jusqu'à deux grammes par jour. Le Vin, qui n'est autre chose qu'une préparation plus étendue et plus agréable de la même plante, se donne par cuillerée ou par verre à liqueur, au nombre de deux dans un jour. On emploie l'un ou l'autre; cependant, il résulte de leurs essais comparatifs que la teinture l'emporte sur ce dernier, ce qui justifie pleinement notre opinion émise dans la partie pharmaceutique, par laquelle nous donnions la préférence aux préparations alcooliques, l'alcool étant le meilleur dissolvant des principes reconnus par l'analyse, c'est-à-dire la *Boldine* et les *matières aromatiques.*

D'après ce qui précède, on pourrait classer le *Boldo* parmi les toniques amers aromatiques; mais nous ne voulons rien affirmer, nous rapportons simplement quelques expériences, espérant qu'en les reprenant dans la suite, si elles répondent à ce que nous avons observé, on se prononcera d'une manière définitive pour faire prendre rang dans la Pharmacopée Française à un médicament jusque-là ignoré.

FIN

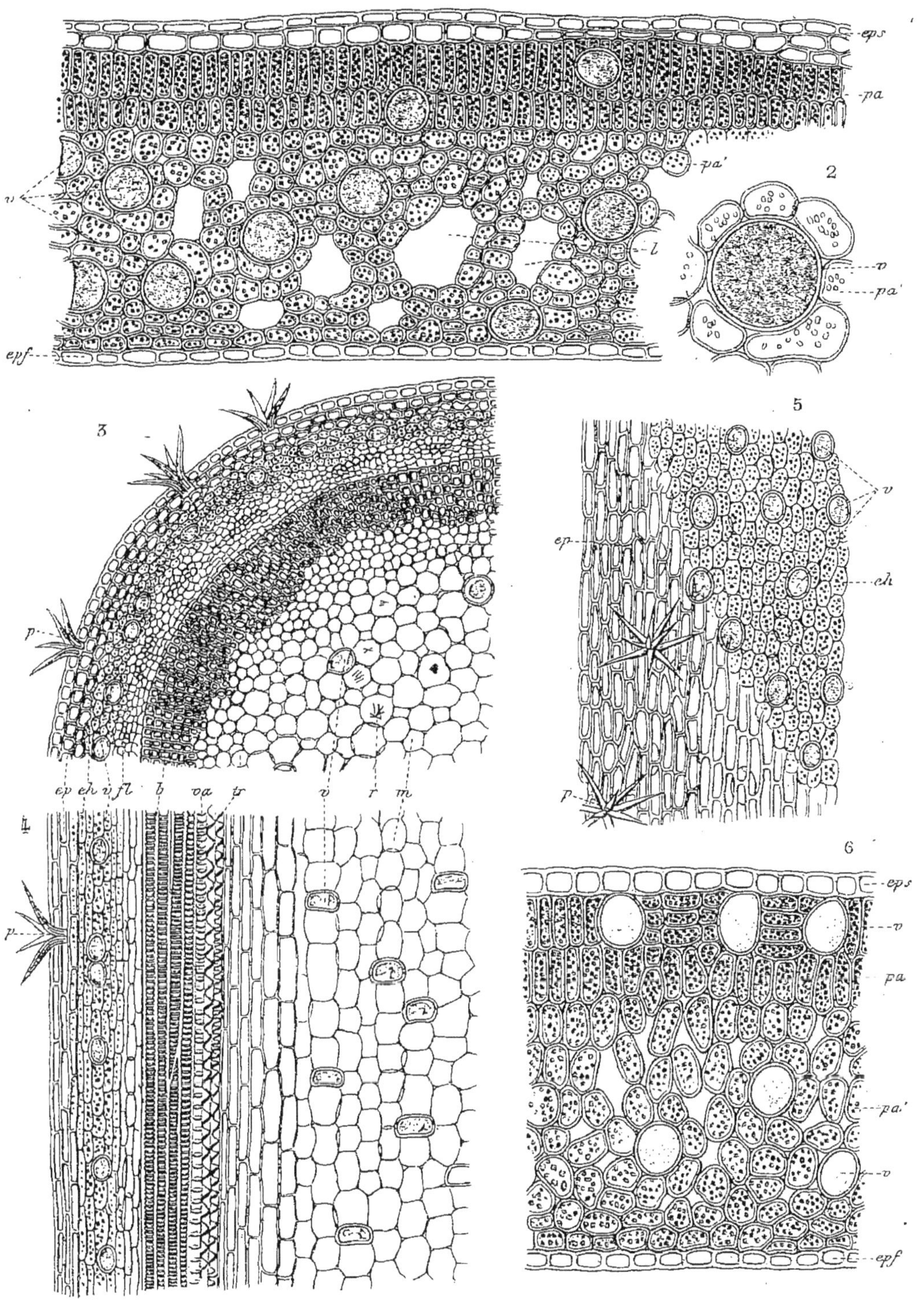

Verne et Faguet del.

Debray sc.

Peumus Boldus Mol.

Imp. Lamoureux Paris

EXPLICATION DES FIGURES

PEUMUS BOLDUS MOL.

Fig. 1. — Coupe transversale d'une feuille d'un âge moyen. *eps*, épiderme supérieur à deux, et quelquefois trois rangées de cellules; *epf*, épiderme inférieur; *pa*, parenchyme supérieur; *pá*, parenchyme inférieur; *l*, lacunes du parenchyme inférieur *pá; v*, vésicules (1) sphériques, remplies d'huile essentielle, ayant leur siége dans les parenchymes *pa* et *pá*; mais plus spécialement dans le parenchyme inférieur *pá*.

Fig. 2. — *v*, vésicule isolée et grossie, prise dans le parenchyme *pá* de la coupe précédente; *pá*, quelques cellules de son entourage ayant subi le même grossissement.

Fig. 3. — Coupe transversale de la tige, représentant le quart de la circonférence d'une jeune pousse de l'année. *ep*, épiderme de l'écorce; *p*, poils étoilés prenant insertion dans deux ou trois rangées de cellules; *eh*, enveloppe herbacée; *v*, vésicules ovales, gorgées d'huile essentielle, tantôt très-rapprochées les unes des autres, tantôt un peu éloignées; *fl*, fibres du liber, réunies en faisceaux et entourées d'un tissu utriculaire; *b*, bois, une seule couche, représentant la pousse de l'année; *m*, moelle; *v*, vésicules à huile essentielle

(1) La coloration de ces vésicules à essence qui, du reste, s'étend tous les mêmes organes dessinés dans la planche, est la reproduction de ce qui se passe lorsqu'on verse sur sur une coupe examinée au microscope quelques gouttes de la liqueur titrée d'acide sulfurique. Avant la réaction, le liquide de l'intérieur de ces vésicules est blanc, transparent, parfois légèrement teinté de jaune.

de la moelle *m* : ici le liquide ne remplit pas toute la cavité, il se divise en deux, quelquefois trois gouttelettes ; *r*, raphides.

Fig. 4. — Coupe longitudinale de la même tige. *p*, poils étoilés ; *eh*, enveloppe herbacée ; *v*, vésicules à huile essentielle de l'enveloppe herbacée *eh* ; *b*, faisceaux ligneux ; *va*, vaisseaux annelés de l'étui médullaire ; *tr*, trachées de l'étui médullaire ; *m*, moelle ; *v*, vésicules à essence de la moelle *m*, dont le grand axe est perpendiculaire à celui de la tige, et en sens inverse de celui des autres cellules.

Fig. 5. — Coupe tangentielle de l'écorce de la tige. *p*, poils étoilés ; *ep*, épiderme ; *eh*, enveloppe herbacée ; *v*, vésicules à huile essentielle, de forme ovoïde, dont le grand axe est parallèle à celui de la tige.

Fig. 6. — Coupe transversale d'une feuille de camphrié. *eps*, épiderme supérieur ; *epf*, épiderme inférieur ; *pa*, parenchyme supérieur ; *pá*, parenchyme inférieur ; *v*, vésicules à huile essentielle du parenchyme supérieur *pa*, de forme ovoïde, entourées de cellules allongées, dont le grand axe rayonne souvent vers leur centre, par suite d'un changement de direction ; *v*, mêmes vésicules, mais dans le parenchyme inférieur *pá*, sphériques, toujours remplies, comme les premières, d'une huile essentielle réfringente.

Paris. — Imp. de PILLET fils aîné, 5, rue des Grands-Augustins.

www.ingramcontent.com/pod-product-compliance
Ingram Content Group UK Ltd.
Pitfield, Milton Keynes, MK11 3LW, UK
UKHW022140190726
13855UKWH00003B/1258

9 782012 941946